DE LA CONTAGION

ET DES MOYENS

DE S'EN PRÉSERVER

PAR

Le Docteur **MAURICE FOURRIER**

COMPIÈGNE

IMPRIMERIE A. MENNECIER

17, Rue Pierre-Sauvage, 17

1892

DE LA CONTAGION

ET DES MOYENS

DE S'EN PRÉSERVER

PAR

Le Docteur **MAURICE FOURRIER**

COMPIÈGNE

IMPRIMERIE A. MENNECIER

17, Rue Pierre-Sauvage, 17

—

1892

DE LA CONTAGION

ET DES MOYENS

DE S'EN PRÉSERVER

Mesdames [1],

Les mots : *Microbe, infection, contagion*, sont actuellement dans toutes les bouches, mais peu de personnes en comprennent exactement le sens. La crainte du microbe qui, bien entendue, est en hygiène le commencement de la sagesse, a, de nos jours, produit dans le public une terreur qui me semble excessive.

Madame X... a un enfant qui a la rougeole, on ne la voit plus. On l'évite dans la rue ; on lui fait signe de s'éloigner. Ce n'est qu'en tremblant que l'on approche d'une maison où loge un scarlatineux ou un coquelucheux ; l'annonce d'un cas de fièvre

[1] Cette Conférence a été faite, le 12 novembre 1892, aux Membres de l'*Union des Femmes de France*, à Compiègne.

typhoïde ou de choléra suffit à semer la panique dans une ville.

Tantôt c'est un hôtel qui se dépeuple parce qu'il abrite un simple angineux, une maison dont les locataires réclament l'expulsion d'un concierge ou d'un locataire atteint de diphthérie, tantôt c'est un malheureux voyageur atteint de fièvre typhoïde, abandonné dans sa chambre, ou même expulsé de son hôtel, comme les docteurs Rigal et Chantemesse de Paris en ont vu l'année dernière un exemple.

C'est un véritable délire, le délire de la contagion, suivant l'heureuse expression du docteur Dauchez.

Comme le fait remarquer ce distingué confrère, « ces craintes excessives reconnaissent pour causes, indépendamment du manque d'énergie morale qui caractérise notre fin de siècle, d'autres causes parmi lesquelles il importe de citer la publicité dans les journaux politiques, des discussions académiques ou médicales, des travaux pastoriens, du luxe abusif et disproportionné des moyens de désinfection qu'un simple règlement de police suffirait à rendre pratiques, enfin cette étrange idée du transport des maladies contagieuses par un tiers, contredite par les faits et propagé néanmoins par quelques médecins qui transforment de rarissimes exceptions en règle générale. »

Insuffisamment éclairé, le public se crée des idées fausses sur la contagion ; il redoute un péril souvent imaginaire, et, par contre, son ignorance l'empêche parfois de se prémunir contre un danger très réel.

Dans quelle mesure et comment l'homme malade est-il à craindre pour ses semblables ? Voilà le point essentiel à préciser.

En effet, quand nous saurons exactement ce que nous devons redouter, alors, et seulement alors, nous pourrons chercher les moyens rationnels et pratiques de nous défendre.

C'est à essayer de fixer votre jugement sur ces questions grosses de conséquences pratiques, que je vais consacrer cette Conférence.

MESDAMES,

Les maladies peuvent se diviser en deux grandes catégories, les maladies infectieuses et celles qui ne le sont point.

On appelle *infectieuses*, toutes les maladies qui sont dues à l'invasion de notre organisme, à son infection, par un germe extérieur, infiniment petit, un microbe différent et spécial pour chacune d'elles. Ce que sont ces germes, comment ils pénètrent dans l'intimité de nos tissus et comment ils nous infectent, je vous l'expliquerai ultérieurement.

La liste des maladies microbiennes est loin d'être définitivement arrêtée ; je vous les énumérerai tout à l'heure, en essayant d'en établir une classification.

Les maladies *infectieuses*, et elles, seulement, sont contagieuses, c'est-à-dire qu'elles peuvent se transmettre de l'homme malade à l'homme sain par l'intermédiaire d'un produit émané du malade.

Il nous faut examiner de près les modes suivant lesquels cette transmission s'effectue, car c'est là, vous le comprenez sans peine, le nœud de la question.

La transmission des maladies infectieuses est directe ou indirecte.

Elle est *directe,* quand elle s'opère à la suite d'un contact immédiat entre l'homme sain et l'homme malade ; encore ce contact n'est-il dangereux que si la partie de l'homme sain, mise en rapport avec l'individu malade, est susceptible d'absorber le germe *pathogène* [1]. Votre doigt, si la peau en est intacte, peut impunément toucher une plaie infectée, tandis que si son épiderme est excorié, même légèrement, vous contracterez infailliblement une scepticémie ; par cette porte entr'ouverte votre économie sera envahie.

Ce mode de contagion est le plus rare ; il est cependant quelques maladies, comme la rage, pour ne citer qu'un exemple, dont le contact direct représente le moyen de propagation à peu près exclusif.

La transmission est *indirecte* quand elle s'effectue par un intermédiaire qui peut être :

1° L'air ;

[1] *Pathogène,* veut dire cause de la maladie.

2° Un objet quelconque, ou une personne, ayant été en rapport immédiat avec le malade et étant ainsi devenu le véhicule du germe contage.

Je ne m'occuperai pas de la transmission par l'eau, qui ne relève pas directement de mon sujet.

On pensait, autrefois, que le malade contagieux répandait des miasmes, qui, se diffusant dans l'air comme le feraient des vapeurs, créaient autour de lui une atmosphère infectée et, qu'alors, plus on s'imprégnait de cet air, plus on le respirait, plus on était exposé à la contagion.

Ces idées ont été profondément modifiées par les découvertes Pastoriennes et par une connaissance plus exacte de la genèse des maladies contagieuses.

On reconnut d'abord, à propos de la suppuration des plaies et de la fièvre des femmes en couches, que la diffusion et la propagation des germes-contages, attribuées autrefois à l'air étaient, en réalité, opérées par les mains et les instruments du chirurgien, puisant la contagion dans une plaie infectée et la transportant à d'autres opérés et accouchées. Le matériel de pansement, le bistouri du chirurgien, le doigt de la sage-femme, voilà, ce qui, neuf fois sur dix, constitue le véhicule des infections chirurgicales.

Ces notions s'étendirent progressivement du domaine de la chirurgie à celui de la médecine et donnèrent vite des résultats féconds.

Ainsi, par exemple, on sait aujourd'hui que les typhoïdiques sont surtout dangereux, par leurs matières fécales, réceptacle favori du bacille d'*Eberth* [1] que les diphthéritiques le sont par les fausses-membranes buco-pharyngées où pullule le bacille de *Lôffler* [2], les varioliques par les croûtes de leurs pustules.

Cependant, il semblait logique d'admettre que, par la respiration, les malades contagieux devaient répandre dans l'atmosphère les germes de leur affection.

Or, les analyses de l'air expiré, ont montré que dans la plupart des cas de maladies infectieuses, il quitte les poumons bactériologiquement pur, que ces organes jouent réellement pour les germes le rôle de filtre, et que la respiration, bien loin de rendre l'air *pathogène*, tend à le purifier des microbes qu'il contient.

Toutefois ces données ne doivent pas être généralisées. Il est, en effet, quelques affections où l'air expiré par les malades, souille l'atmosphère et le rend *pathogène*, c'est-à-dire apte à devenir source d'infection pour ceux qui le respirent.

Je vous dirai tout-à-l'heure quelles sont ces maladies.

Bien plus que l'air expiré, les excrétions du malade et les objets qui ont été en contact avec lui, sont dangereux au point de vue de la contagion.

Les excrétions (matières fécales, urine, sueurs, salive, crachats, mucus nasal, vomissements),

---

[1] Le bacille d'*Eberth*, est le germe de la fièvre typhoïde.

[2] Bacille de *Lôffler*, germe de la diphthérie.

contiennent, cela a été péremptoirement prouvé, les microbes, germes des maladies, et les sécrétions microbiennes, qui, elles aussi, sont toxiques ; quand ces déjections de toute nature se dessèchent, les poussières qui en résultent se volatilisent ; entraînant avec elles les principes nuisibles qu'elles renferment, elles empoisonnent l'atmosphère, se fixent aux murs, tentures, meubles des appartements, et deviennent ainsi agents actifs de contamination.

Il en est de même de tous les objets, objets de pansement, de literie, de toilette, etc., qui ont servi au malade, ou qui ont été souillés par une quelconque des excrétions ci-dessus énumérées.

Il nous reste à examiner la question de la contagion, par un tiers : Un individu sain qui a été en rapport avec un malade, peut-il devenir un agent de transmission de la maladie, ou, en d'autres termes, peut-on, sans danger, approcher une personne qui est restée plus ou moins longtemps auprès d'un malade contagieux ?

La crainte de la contagion par un tiers, hante aujourd'hui les meilleurs esprits et conduit, chez beaucoup, à des exagérations parfois un peu comiques. Il est bon que vous sachiez ce qu'il faut croire sur ce point délicat.

La possibilité du transport des germes contagieux d'un malade à une autre personne, par un tiers, qui reste sain et ne sert que d'agent de transmission, ne peut être mise en doute ; des faits indiscutables l'établissent d'une façon irréfutable. On discute seulement sur la fréquence de ce mode de contagion, les uns prétendant qu'il est assez commun, les autres pensant, au contraire, que les cas de contagion par un tiers ne sont que de rarissimes exceptions.

Après examen des arguments apportés pour et contre ces deux opinions, et aussi d'après mon expérience personnelle, je pense que le principe de la très grande rareté de la contagion par un tiers doit être admis et défendu.

Comment en effet expliquer, observe judicieusement le docteur Dauchez, qu'un médecin occupé, voyant dix, quinze et vingt malades par jour, soit en ville, soit à l'hôpital, ne porte pas à l'un d'eux ou au dernier de la série, les germes de toutes les maladies qu'il a rencontrées sur sa route ?

Comment expliquer qu'un médecin, sans s'astreindre à aucune mesure antiseptique rigoureuse, sans changer de vêtements, sans envoyer ceux-ci à l'étuve, ne transporte jamais ou exceptionnellement aux membres de sa famille, aux enfants des Ecoles ou des Collèges qu'il visite, les germes ramassés à l'hôpital ou en clientèle ?

Enfin, nous le demandons, voit-on dans les hôpitaux les sœurs ou les infirmières semer dans les dortoirs, dans les réfectoirs ou chez elles, les maladies dont elles ne sont pas atteintes elles-mêmes ?

Si le transport des maladies par un tiers, était chose aussi redoutable que beaucoup le croient, l'exercice de la médecine deviendrait extrêmement difficile. Pour être logique, il faudrait aussi obliger les gardes, les domestiques appelés à soigner un malade, à rester chez eux, mettre les parents des malades en une sévère quarantaine. Bref, tous les rapports sociaux deviendraient impossibles et l'on vivrait dans une transe perpétuelle.

En résumé, vous vous rappelerez que la contagion par un tiers est assurément possible, mais qu'en réalité elle est exceptionnelle et qu'elle deviendrait même irréalisable si l'on voulait s'habituer aux quelques pratiques d'antiseptie élémentaire que je vous indiquerai plus loin.

Vous connaissez le danger, voyons maintenant comment vous pourrez vous en garantir.

MESDAMES,

Afin de pouvoir vous exposer plus clairement les moyens de défense que nous avons à notre disposition, il faut d'abord que j'essaie d'établir devant vous une classification des maladies contagieuses. A ceux qui connaissent la complexité de la matière et l'incomplet de nos connaissances sur ce sujet, la tentative pourra paraître téméraire. Cependant, me plaçant à un point de vue purement pratique et n'envisageant la question que par le côté qui nous intéresse, je crois pouvoir vous proposer cette division, tout en reconnaissant qu'elle n'a rien d'absolu.

Je laisse de côté, bien entendu, la contagion des infections des plaies, des infections dites d'ordre chirurgical.

I

Maladies qui ne sont guère susceptibles de se transmettre que par le contact immédiat de la personne saine avec le malade.

Dans cette première catégorie, je vous signalerai seulement :

La *Rage*,
Le *Charbon*
Et le *Tétanos*.

Ici la contagion a lieu directement, *sans intermédiaire* ; elle s'effectue par le contact accidentel de la peau dépouillée de son épiderme ou d'une muqueuse excoriée avec l'une des matières toxiques.

Le danger est trop clair, la manière de s'en garer, trop naturellement indiquée, pour qu'il me soit besoin d'insister.

II

Maladies dont le germe-contage et ses produits également toxiques et contagieux sont renfermés dans les excrétions du malade, mais dans lesquelles l' « air expiré n'est pas nocif. »

Ce sont :

Les *Stomatites infectieuses* :

Muguet,
Aphthes,
Stomatite ulcéro-membraneuse.

Les *Angines* : les recherches bactériologiques récentes ont montré que *toutes* les angines aiguës, même celles que l'on qualifie du nom de simples, sont infectieuses et, partant, contagieuses.

La *Diphthérie* (maladie à couennes des gens du monde).

La *Dysenterie*.

Le *Choléra*.

La *Pneumonie*.

La *Fièvre typhoïde*.

L'*Erysipèle*.

La *Tuberculose*.

Rappelez-vous bien, je vous prie, que les sujets atteints d'une quelconque de ces différentes affections, ne sont pas dangereux par l'air qu'ils rejettent de leurs poumons ;

Qu'ils le sont seulement par leurs excrétions, (salive, crachats, vomissements, etc.) ;

Que vous pouvez par conséquent sans aucun risque, respirer leur atmosphère, sous, bien entendu, la réserve formelle que l'on n'aura pas laissé ces excrétions se dessécher et en se volatilisant, souiller l'air ambiant ;

Enfin, qu'il suffira de stériliser ou de désinfecter tous les produits émanés du malade pour rendre ce malade absolument inoffensif à son entourage.

Bien pénétrées de ces données théoriques, vous comprendrez facilement je l'espère, les préceptes pratiques qui en dérivent.

En présence d'un malade atteint d'une des affections de notre deuxième classe, l'on devra :

1° *Recueillir soigneusement toutes ses excrétions, autant que possible dans des vases de porcelaine, ou au moins dans des linges épais, et surtout, éviter que le plancher de l'appartement n'en soit souillé.*

C'est là le précepte fondamental.

2° *Les désinfecter.*

Il est clair qu'il ne sera pas toujours nécessaire de s'astreindre à désinfecter toutes les déjections d'un malade contagieux. Toutes, en effet, ne sont pas également dangereuses.

Dans les *angines*, l'attention devra surtout porter sur les produits retirés de la gorge ; dans la *Pneumonie* et la Tuberculose ou *Phthisie pulmonaire* sur les crachats ; dans la *Fièvre typhoïde* et le *Choléra* sur les selles et les vomissements ; dans l'*Erysipèle* sur les squames de la peau.

Les excrétions, *soigneusement recueillies*, séjournent le moins possible dans la chambre du malade ; jusqu'à leur enlèvement définitif, on les entretiendra dans un état d'humidité qui empêche leur volatilisation et la diffusion de leurs principes toxiques dans l'air ambiant ; les couennes ou fausses-membranes retirées de la gorge, pourront être brûlées ; les autres produits pathogènes seront soumis à l'action de substances *antiseptiques*, c'est-à-dire destructive des microbes et de leurs secrétions, avant d'être jetés aux latrines.

La liste des *antiseptiques* est déjà longue et elle s'augmente tous les jours.

Pour vous éviter une énumération fastidieuse, je vous signalerai et vous recommanderai seulement :

L'*Acide phénique* en solution à cinq pour cent ;

Le *Sulfate de cuivre* au même titre ;

Le *Lait de chaux* ;

Et le *Sublimé* [1] ou bichlorure de mercure en solution au millième.

3° *Si les linges en rapport avec le malade ont été souillés par l'un des produits infectés, plus haut signalés, on les changera et les remplacera immédiatement.*

4° *Tous les linges,* linges de corps, objets de literie, de toilette ou de pansement, *qui auront été en contact avec le malade ou l'un des produits émanés de lui-même, seront mis à part pour être ultérieurement désinfectés.*

Jusque-là, il ne faudra pas les laisser traîner en plusieurs endroits, mais les garder tous réunis dans un coffre ou une toile imperméable. Il serait encore mieux, au fur et à mesure qu'on les retire de la chambre du malade, de les plonger dans un cuvier à moitié rempli d'une eau légèrement antiseptique. Les conservant ainsi humides, on serait plus sûr

---

[1] Le *Sublimé* occupe le premier rang dans l'échelle des antiseptiques ; malheureusement il coagule les albuminoïdes, ce qui contrarie un peu sa puissance anti-pudride. Pour empêcher son pouvoir coagulant il faut lui adjoindre l'acide tartrique par parties égales.

d'empêcher la volatilisation dans l'atmosphère des principes infectieux qu'ils renferment.

5° *Les personnes qui soignent le malade, au moment de pénétrer dans la chambre, se recouvriront d'un large tablier montant ou mieux, d'un sarreau de toile ; en quittant cette chambre, elles se laveront soigneusement les mains et les ongles à l'eau savonneuse chaude, se les frotteront fortement avec une brosse dure, puis se les passeront dans une solution antiseptique.*

Elles éviteront ainsi que leurs vêtements et leurs mains ne s'imprègnent d'aucun germe morbide et ne deviennent les agents de transmission inconscients de la maladie.

III

J'arrive à une troisième et dernière catégorie des maladies infectieuses :

Celles dont le principe contagieux est contenu non seulement dans les excrétions du malade « mais aussi dans l'air expiré ».

Ce sont :

La *Rougeole.*
La *Scarlatine.*
La *Variole.*
La *Varicelle.*
Les *Oreillons.*
La *Coqueluche.*
La *Grippe* ou *Influenza.*

La *Suette miliaire*.

Et le *Typhus* qu'il ne faut pas confondre avec la fièvre typhoïde.

Ici l'atmosphère créée par la respiration du malade est dangereuse.

« Cependant, même en ce qui concerne les maladies les plus contagieuses comme la rougeole, a pu dire, sans être contredit, M. le professeur Grancher, au Congrès de Berlin de 1890, l'atmosphère ne joue qu'un rôle secondaire au point de vue de la contagion. *Celle-ci s'effectue, le plus souvent, par les objets et les mains souillés.* »

En présence d'une des affections de notre troisième catégorie, toutes les règles, précédemment formulées, doivent être strictement observées.

Pour nous garantir contre la souillure de l'atmosphère, pouvons-nous quelque chose ?

L'efficacité des vaporisations antiseptiques est loin d'être démontrée. L'aération et la ventilation aussi large que possible des appartements, voilà encore ce que nous pouvons faire de mieux.

Après la terminaison heureuse ou malheureuse d'une maladie contagieuse, l'on devra procéder à la désinfection :

Du local où aura séjourné le malade ;

Des objets de literie et des linges qui lui auront servi ;

Des objets mobiliers.

Cette désinfection sera naturellement d'autant plus

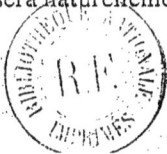

rigoureuse que la maladie est d'une gravité plus redoutable.

Désinfection des locaux et des meubles.

Pour cet usage deux agents peuvent être employés :

L'*Acide sulfureux* obtenu par la combustion du soufre en fleurs, et le *Sublimé*.

La désinfection par l'acide sulfureux est plus commode ; par le sublimé elle est plus efficace.

Si vous employez l'acide sulfureux, voici comment il vous faudra procéder :

1° Bouchez à l'aide d'un simple collage de bandes en papier les fissures et les fentes des planchers, des plafonds ou des fenêtres, pour éviter la diffusion trop rapide du gaz.

2° Humidifiez l'air en humectant d'eau les parois et les planchers, ou en le saturant de vapeurs produites par l'ébullition de l'eau dans un vase préalablement disposé dans le local à désinfecter.

3° Connaissant la capacité cubique de ce local, faites-y brûler le soufre en fleurs, plutôt qu'en morceaux concassés, sur plusieurs foyers de brique et à raison de 20 à 40 grammes par chaque mètre cube.

4° Fermez hermétiquement toutes les issues durant trente-six à quarante-huit heures.

5° Aérez ensuite largement le local[1] avant d'y pénétrer à nouveau et de l'habiter.

Si vous avez recours au *sublimé* :

1° Avant l'opération, vous fermerez le local pendant plusieurs heures, afin de faciliter la chute des poussières et des germes véhiculés par l'atmosphère. Puis, humidifiez légèrement le plancher, les murs et les meubles.

2° Lavez ces planchers, ces murs et ces meubles, au moyen d'un linge ou d'une éponge, humectés d'une solution de sublimé au millième ; puis pulvérisez dans toutes les parties du local, avec un pulvérisateur à main contenant cette même solution.

3° Fermez le local pendant le temps nécessaire à la dessication.

4° Les parois du local étant sèches, pratiquez une autre pulvérisation avec la solution de carbonate de soude, à 1 o/o. Il y aura précipitation du mercure sous forme d'un dépôt d'oxychlorure que le balayage et l'époussetage feront disparaître.

Désinfection des linges, objets de literie, rideaux et tapis.

L'exposition de ces objets dans une étuve à vapeur sous presion[2], constitue incontestablement le meilleur procédé de désinfection.

---

[1] On aura eu soin de n'y laisser ni tissus colorés, ni objets de métal qui sont altérés par les vapeurs de soufre.

[2] Compiègne vient d'être doté d'une étuve à vapeur sous pression, qui fonctionnera au nouvel hôpital.

La vapeur sous pression est un antiseptique parfait et n'altère en rien les objets qui lui sont soumis.

L'ébullition, dans un liquide antiseptique, n'est qu'un pis aller.

MESDAMES,

Nous sommes arrivés au terme de notre étude ; je l'ai faite aussi sommaire et aussi claire que possible. J'ai seulement essayé de vous inculquer des idées générales, de vous donner des principes à l'aide desquels vous pourrez facilement vous diriger dans les cas particuliers.

Vous savez maintenant exactement en quoi et comment l'homme malade est dangereux.

Vous savez par quels moyens vous pourrez efficacement vous défendre contre lui, tout en restant des infirmières dévouées.

Dévouement et prudence, voilà en effet deux mots qui ne jurent pas ensemble !

Arriver dans la plupart des cas, à rendre le dévouement exempt de péril, c'est un idéal que l'on pourrait atteindre en observant attentivement les règles que j'ai formulées devant vous.

Retenez et vulgarisez ces notions ; ainsi vous réagirez contre cette tendance engendrée par l'ignorance et favorisée par l'égoïsme, qui fait du malade contagieux, un objet de terreur, j'allai presque dire un ennemi, et vous ferez œuvre utile, et profitable à l'Humanité.

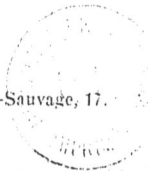

Compiègne.— Imprimerie A. MENNECIER, rue Pierre-Sauvage, 17.

www.ingramcontent.com/pod-product-compliance
Lightning Source LLC
Chambersburg PA
CBHW050445210326
41520CB00019B/6076